天津市科普重点项目

骨科常见疾病的防治与康复系列丛书

颈腰痛的防治与康复

丛书主编　姜文学

编　　著　井万里

天津出版传媒集团

天津科技翻译出版有限公司

图书在版编目（CIP）数据

颈腰痛的防治与康复／井万里编著. —天津：天津科技翻译出版有限公司，2017.8

（骨科常见疾病的防治与康复系列丛书）

ISBN 978 – 7 – 5433 – 3736 – 7

Ⅰ. ①颈…　Ⅱ. ①井…　Ⅲ. ①颈肩痛 – 防治 ②腰腿痛 – 防治　Ⅳ. ①R681.5

中国版本图书馆 CIP 数据核字（2017）第 191003 号

出　　　版：天津科技翻译出版有限公司
出 版 人：刘 庆
地　　　址：天津市南开区白堤路 244 号
邮政编码：300192
电　　　话：(022)87894896
传　　　真：(022)87895650
网　　　址：www.tsttpc.com
印　　　刷：高教社（天津）印务有限公司
发　　　行：全国新华书店
版本记录：787×1092　32 开本　2.25 印张　30 千字
　　　　　2017 年 8 月第 1 版　2017 年 8 月第 1 次印刷
　　　　　定价：18.00 元

（如发现印装问题，可与出版社调换）

前　言

　　随着社会生活方式的改变和工作节奏的加快及老龄化社会的到来,当今人们的疾病谱也在发生着改变,颈腰痛、骨质疏松、骨性关节炎、股骨头坏死等成为骨科最常见的四大类疾病,而且呈年轻化趋势。平日各大医院骨科门诊人满为患,医疗任务重,每位医生常常一上午看三四十名患者, 因而不能向每名患者详细讲解疾病知识和预防常识。广大患者渴求健康知识而难以从正确的途径获取,故而健康知识的供需严重失衡。

　　某些患者由于缺乏疾病常识,或是存在侥幸心理,不愿意去正规医院诊治,而相信所谓"偏方",进行"贴膏药"及"按摩复位"等治疗,不仅没有效果,反而加重或延误了病情。每当看到浪费很多时间和金钱盲目治疗的患者时,作为骨科专业医生,我们感到非常痛心和惋惜,同时有着强烈的愿望想告诉他们正确的方法, 帮助他们早日摆脱疾病带来的痛苦。

　　所以,我和我的同事们编写了这些广大患者(特别是中老年患者) 急需的关于骨科常见病、多发病的科普书籍,以加深患者对这些骨科常见病的认识,从而少走就医弯路,并通过科学的治疗,早日获得康复。进而能通过对疾病的合理预防,达到防病治病的目的。

在编写过程中,我们参阅了国内外最新资料,并结合自己工作中的临床经验,针对骨科常见的颈腰痛、骨质疏松、骨性关节炎、股骨头坏死4种常见疾病,针对人们关注的问题,本着既保证科学性,又通俗易懂,既包括基本概念,又融入最新进展的编写原则,采用问答形式,将这几大类疾病复杂的知识以若干问题的形式展现出来。本书在进行文字叙述的同时,还采用了精美的图片,做到了图文并茂;有的分册还提供了视频,读者扫描书中的二维码,就可以更加直观地了解书中讲解的信息。

希望本系列丛书能够帮助遭受上述疾病痛苦折磨的患者,正确理解和认识自身的疾病,并通过科学的治疗,早日获得康复。但由于编者们个人知识的局限和编写时间的仓促,疏漏在所难免,不足之处还请读者指正。

编者

2017 年 6 月

目　录

Q1 什么是颈椎病？

目前，随着现代化生活方式和生产方式的变化，颈椎病已成为当前临床的常见病和多发病。1992年，全国颈椎病专题座谈会对颈椎病进行明确定义，至今仍在使用这个定义，即颈椎椎间盘退行性变及其继发病理改变，累及其周围组织结构（神经根、脊髓、椎动脉、交感神经等），出现相应的临床表现。仅有颈椎的退行性变而无临床表现者则称为颈椎退行性变。人们所熟知的颈部酸痛、肢体麻木，甚至肢体无力，持物及步态不稳等，均是颈椎病的表现。参见颈椎病的磁共振表现（图1）。

现代从事低头工作方式的人数逐渐增多，加之电脑、空调的广泛使用，人们屈颈和遭受风、寒、湿的机会不断增加，造成颈椎病的患病率不断上升。颈椎病在老年人群中相当多见，但发病年龄有年轻化的趋势。根据相关调查，在50岁左右的人群中，约有25%的人患过颈椎病；到了60岁，患病率高达50%；到了70岁则患病率更高。

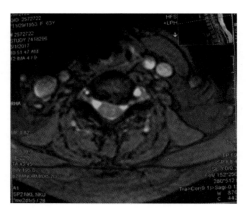

图 1　颈椎病的磁共振所见，箭头显示神经根受压。

Q2　颈椎病常见症状有哪些？

　　前面讲过，颈部酸痛、肢体麻木甚至肢体无力、持物及步态不稳等均是颈椎病的表现。另外，有些头晕目眩、耳鸣及猝倒也是颈椎病的表现，甚至某些吞咽困难也是颈椎病所致，症状很多，而且复杂。其实，颈椎病是一大类疾病，根据受累组织和结构的不同，一般分为 6 种类型，不同类型的表现也不一样，分别为颈型（又称软组织型）、神经根型、脊髓型、椎动脉型、交感型、其他型（目前主要指食道压迫型）。如果两种以上类型同时存在，称为"混合型"。在临床上前 3 种类型最为常见。下面分别讲一讲不同类型颈椎病的表现。

1.颈型颈椎病

颈型颈椎病是常见的颈椎病类型，它以颈部症状为主。常因长时间低头办公或看手机、看电视、过度疲劳或颈部着凉而发病，表现为颈部僵硬不适，活动受限，疼痛多在棘突部。进行 X 线摄片会发现，颈椎生理前凸变直，椎体边缘增生，有椎间隙轻度狭窄。报告上结论为颈椎退变，俗话说就是颈椎"老化"。

2.神经根型颈椎病

这一型也较为多见，为颈脊神经根受压所致，突出物多为椎间盘或椎体后缘骨刺。临床表现为颈脊神经分布区域的感觉、运动和反射发生障碍，上肢放射性麻木或疼痛症状，俗称"串麻"或"串疼"。症状为颈部疼痛，僵硬感，"发皱发紧"；强迫后伸及侧屈时出现颈臂串痛，压迫颈部痛点，串痛更为明显，放射至手掌或指端。有人仅表现为串麻感。检查手部皮肤有区域性麻木区或刺痛，病程久者可出现上肢肌力下降或肌肉萎缩。如果进行 MRI 检查，可以看到骨刺或椎间盘向后外突出，压迫神经根，椎间隙有狭窄。

3.脊髓型颈椎病

发病率较前两种少见，但症状严重，有些人需要手术治疗。发病原因是脊髓受压或影响脊髓的血液循环；病理病因是椎间盘老化、椎间盘突出或椎体边缘骨质增生以及黄韧带增厚或骨化等。患者年龄多在四五十岁及以上。上下肢均可以出现问题。上肢表现为麻木、酸胀、灼痛、无力，持物不稳，吃饭时掉筷子，系纽扣、写字等精细活动障碍。下肢表现为足底感觉异常、肌肉痉挛、颤抖无力、步态不稳，易于绊倒。严重者出现骶神经症状，表现为排尿或排便困难。磁共振检查可以看到脊髓受压，椎管变细。

4.椎动脉型颈椎病

此类型少见，病因是椎动脉受到压迫使其管腔狭窄。老年患者的动脉会有不同程度的硬化，更容易发生椎动脉血流障碍，引起椎－基底动脉供血不足的症状。症状表现为：头晕或偏头痛，常在转头时发生；耳鸣、听力减退或耳聋；视力减退，复视或幻视；猝倒，常发生在头颈扭转到某一体位时，突感眩晕、头痛、下肢发软而跌倒。此外会有胃肠、呼吸、心血管紊乱的交感神经症状。同时应具有颈椎病的一般症状，如颈痛、活动受限和脊髓或颈脊神经根的受压的症状与体征。最好的检查是做磁共振血管造影，能看到椎动脉受压后狭窄。

5.交感型颈椎病

这一类型也较少见。由于椎间盘退变和节段性不稳定等因素，从而对颈椎周围的交感神经末梢造成刺激，产生交感神经功能紊乱，多数表现为交感神经兴奋症状，少数为交感神经抑制症状。另外，由于椎动脉表面富含交感神经纤维，有时交感神经功能紊乱时常常累及椎动脉，导致椎动脉的舒缩功能异常，所以有时还有基底动脉系统供血不足的表现。但检查不能发现阳性结果。因为交感神经涉及多个系统，所以交感型颈椎病症状也最多，常见的有：头晕或眩晕，头痛或偏头痛，头沉、枕部痛，睡眠欠佳，记忆力减退，注意力不易集中等；鼻塞、"过敏性鼻炎"，咽部异物感、口干、声带疲劳等；恶心甚至呕吐、味觉改变等；耳鸣、耳堵、听力下降；眼胀、干涩或多泪、视力变化、视物不清、眼前好像有雾等；

腹胀、腹泻、消化不良等;胸闷、心悸、心率和血压变化、心律失常等;面部或躯干多汗、无汗、畏寒或发热,有时感觉疼痛、麻木但是又不按神经节段或走行分布。以上症状往往与颈部活动有明显关系,坐位或站立时加重,卧位时减轻或消失。颈部活动多、长时间低头、在电脑前工作时间过长或劳累时明显,休息后好转。

6.其他型颈椎病

主要指食管压迫型,因椎体前缘突出的骨赘向前方压迫与刺激食管引起吞咽困难。应排除食管本身病变所致。CT矢状位片显示椎体前方或侧前方有较大的增生骨赘,同水平食管狭窄,可明确诊断。

Q3 手指麻木是颈椎病吗?

手指麻木的病理基础是一种神经损害。同时引起的原因众多,很多是内科疾病引起,包括糖尿病、脑血管病、药物中毒、末梢神经炎、痛风、胸廓出口综合征、颈椎病、肘关节骨性关节炎、肿瘤等,都可以出现手指麻木症状。颈椎病只是其中一个原因。

颈椎病引起的手麻是由于颈椎间盘、椎间关节退行性变累及相应节段颈神经根、脊髓而出现压迫或刺激的相应症状和体征。手指麻木有两种情况：其一，患者自觉手指麻木，时有时无，检查手部皮肤无明显麻木区或感觉减退区；其二，手部皮肤有明显麻木区，并持续存在，如手的虎口皮肤麻木、中指或小指麻木。这两种情况都应引起重视。第一种情况提示神经系统可能有轻度压迫；第二种情况提示某一神经分支已有持续性压迫或损害。但只有手部皮肤存在明显的麻木区，并在影像学上有相应的阳性改变时，才能诊断为颈性手麻木。

这里需要强调的是，要求症状、体征及影像学表现相互符合才能诊断，即存在定位性神经性压迫表现，典型的症状和体征，而且范围与受累的节段一致。影像学表现为：X 线及 CT 检查提示由于颈椎退行性变而形成骨质增生或骨赘，或椎间孔狭窄表现；MRI 检查提示脊髓或神经根受压。另外还必须除外肩周炎、胸廓出口综合征、网球肘及结核、肿瘤等疾患。

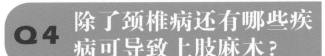

Q4 除了颈椎病还有哪些疾病可导致上肢麻木？

其实,从神经通路发出部位到结束部位,即脑到手指之间神经行走的任何部位发生病变都可能会产生麻木。除了颈椎病以外,常见的几种疾病还有:

颈肩部肌筋膜炎、肩周围炎:为慢性劳损性疾病,与长时间的不良姿势有关;表现为非特异性的肩臂部疼痛,可通过细致的体格检查,与神经根性疼痛及感觉异常鉴别。

胸廓出口综合征:由于颈丛神经根受到颈肋、束带、前斜角肌的压迫或锁骨下血管压迫 C8、T1 神经根所致,下颈椎处的血管杂音和 X 线显示颈肋有助于诊断本病。

进行性肌萎缩:具有进行性、对称性,以近端为主的弛缓性瘫痪和肌肉萎缩为特征的下运动神经元疾病,且具有一定的遗传性;肌肉萎缩多自手的小肌肉开始,腱反射消失,可伴诱发性背部"肌肉震颤"表现,但无感觉障碍;胸锁乳突肌肌电图有助于诊断。

尺神经炎:表现为无名指、小指麻木和手内在肌萎缩,可有肘部外伤病史;肘部神经沟处压痛,尺管 Tinel 征阳性, 有时可触摸到条索状变性的尺神经,且无前臂麻木。

肱骨外上髁炎:又称"网球肘",肘部外上方局部疼痛,用力时加重;多有肘部反复屈伸、旋转用力劳损史,肱骨外上髁处压痛阳性,Mills 征阳性。

腕管综合征:由腕管内容积减少或压力增高,使正中神经在管内受压引起;以桡侧 3~4 个手指麻木、疼痛,拇指外展、对掌无力,动作不灵活为主要表现;腕管 Tinel 征阳性,Phalen 征阳性。

心绞痛:可有肩背部剧烈疼痛,常伴心前区疼痛及胸闷、气短表现,而且心电图有明显改变,服用硝酸甘油类药物可以缓解症状。

以上疾患均有可能引起手麻,有些后果严重,所以发生症状后应当引起足够的重视,确定病因,才能对症治疗。

Q5 眩晕是颈椎病吗?

经常见到一些中老年患者来到门诊——"我现在头眩晕得厉害,是得了颈椎病吧?"其实眩晕是非常复杂的一种症状,也是在中老年人中非常常见的症状。今天我们就谈谈颈椎原因引起的眩晕。

目前认为,眩晕不是一种独立的疾病,它涉及耳鼻喉科、内科、神经内科、脑外科、骨科、儿科、妇产科及精神科等临床学科,具体可为贫血、高脂血症、动脉硬化、高血压、颈椎病、耳蜗前庭功能异常、梅尼埃综合征、脑肿瘤、眼部疾患及神经官能症等。眩晕多伴有颈部不适、僵硬或活动时症状加重,但颈部不适不一定就是颈源性眩晕。

根据病因,眩晕分为前庭系统性眩晕和非前庭系统性眩晕。前庭系统性眩晕由前庭系统病变引起,包括内耳前庭感受器、前庭神经及核、内侧纵束、小脑、大脑的前庭中枢。临床表现为旋转性眩晕、耳鸣及听力障碍、眼球震颤,并伴有恶心、呕吐、面色苍白、出汗、血压降低等自主神经症状。持续时间短。它又分为 3 种情况:中枢性眩晕,周围性眩晕及位置性眩晕。非前庭系统性眩晕是前庭系统以外的全身各系统疾病所引起的症状,一般无旋转感,只是头晕眼花或轻度站立不稳,很少伴有恶心、呕吐、出汗等自主神经症状,也无典型的眼颤。持续时间长,可达数月。非前庭系统性眩晕包括眼性、心脑血管性、代谢性、感染性、贫血性、头部外伤性、颈性和神经官能症。其中，由于椎动脉型颈椎病和交感型颈椎病引起的眩晕症状，叫颈源性眩晕。颈源性眩晕仅仅是非前庭系统性眩晕中的一小部分，是众多眩晕原因中的一种而已。

交感神经刺激是交感型颈椎病的发病原因。椎动脉交感神经丛、交感神经干及灰交通支受刺激引起椎动脉反射性收缩、血管痉挛、血流减少而诱发眩晕。沿椎－基底动脉的交感神经纤维在颅内经内耳动脉可达到耳的前庭部，支配血管运动和血流量。由于椎间盘退变导致颈椎节段不稳和骨赘形成，从而对颈椎周围的交感神经末梢造成刺激，可产生交感神经功能紊乱。

由于它的解剖特点，交感型颈椎病症状繁多，包括交感兴奋症状和交感抑制症状。除了眩晕外，还会出现头痛或偏头痛、头沉、枕部痛、记忆力减退、注意力不集中、眼胀、干涩、视力变化、视物不清、眼裂变小、耳鸣、耳堵、听力下降、恶心呕吐、腹胀腹泻、嗳气、咽部异物感、心悸 、心率变化、心律失常、血压变化、多汗、无汗、畏寒、疼痛麻木（无神经定位意义），也可表现为类似椎动脉型颈椎病的临床表现（椎－基底动脉供血不足）。如果脊髓血管的交感神经末梢兴奋，脊髓血管痉挛，可造成脊髓缺血,出现类似于脊髓型颈椎病的临床表现。

交感型颈椎病的诊断有时比较困难,除了了解颈椎钩椎关节增生和节段不稳外,还需采用诊断性治疗方法帮助诊断。例如,让患者戴两周左右的颈围领,了解戴颈围领的前后交感神经症状的变化来帮助诊断。患者会告诉你,戴颈围领后眩晕、耳鸣或视物不清明显改善;用颈交感神经封闭及颈椎高位硬膜外封闭也有助于诊断。

椎动脉型颈椎病可能源于交感神经兴奋造成椎动脉痉挛引起的椎 – 基底动脉供血不足,也可能源于对椎动脉的机械压迫、牵拉、扭曲所致的椎 – 基底动脉供血不足。颈椎椎体边缘骨赘累及横突孔及周围呈骨性狭窄,直接压迫椎动脉,颈5横突孔距钩椎关节及关节突较近,颈部转动时,牵拉椎动脉,并易受钩椎关节骨赘的挤压致椎动脉受压、偏斜、扭 曲,使管腔狭小或闭塞,导致椎 – 基底动脉供血不足。颈椎间盘退变使椎间隙变窄,不稳,椎间孔变小使椎动脉更显细长, 颈部活动时易受压迫。颈椎骨赘刺激椎动脉壁,可加速动脉粥样硬化斑的沉积,引起骨腔狭窄或扭曲,动脉壁弹性减弱,致局部血流减少,血压下降。寰枕关节病变使寰椎关节固定,转动颈部时,要头颈同时旋转,压迫同侧椎动脉致供血不足。

椎动脉型颈椎病的临床表现较为特殊,主要有发作性眩晕、复视、眼颤,伴恶心呕吐、耳鸣、听力下降,上述症状常与颈部位置改变有关。下肢突然无力猝倒,但意识清醒,多在头颈处于某一位置时发生,偶尔有肢体麻木、感觉异常,可出现一过性瘫痪、发作性昏迷。但如果一侧椎动脉正常,另一侧病变,则正常侧常常可以代偿而不出现症状。尤其是在右侧病变时,左侧在解剖上常常比右侧粗大,代偿功能更好。因此,真正的椎动脉型颈椎病临床上较少见。除了临床表现和影像学检查可以作为诊断依据以外,尤其要注意:曾有猝倒、眩晕、旋转颈实验阳性的情况下,影像学 MRA 或椎动脉造影可以明确诊断。

所以,头晕不一定是颈椎原因所致,要到正规医院详细检查,区分原因,以免耽误治疗。

Q6 颈椎病的理疗方法有哪些?

经常听到有些患者说:"大夫,我胃不好,除了药物以外还有哪些非手术方法可以治疗颈椎病？"或者说"大夫，理疗疼不疼"，或是"大夫，我想做做烤电"。这些方法到底管不管用，有哪些注意事项呢？

除了颈椎手术的高风险和本身所带来的痛苦，还由于颈椎病绝大多数可以通过非手术疗法使其停止发展、好转甚至痊愈，所以，除非具有明确手术适应证的少数病例，一般均应先从正规的非手术疗法开始，并持续三四周，一般均可显效。对有些进行性加重的病例，则需尽早进行手术。无论哪一型颈椎病，其治疗都是遵循先非手术治疗、无效后再手术这一基本原则。所以非手术治疗显得十分重要。

物理治疗简称理疗，主要作用是扩张血管、改善局部血液循环，解除肌肉和血管的痉挛，消除神经根、脊髓及其周围软组织的炎症、水肿，减轻粘连，调节自主神经功能，促进神经和肌肉功能恢复。常用治疗方法有：

● 直流电离子导入疗法。适用于各型颈椎病。常用各种西药（冰醋酸、维生素 B_1、维生素 B_{12}、碘化钾、普鲁卡因等）或中药（乌头、威灵仙、红花等）置于颈背，按药物性能接阳极或阴极，与另一电极对置或斜对置，每次通电 20 分钟。

• 低频调制的中频电疗法。适用于各型颈椎病。一般用 2000~8000Hz 的中频电为载频,用 1~500Hz 的不同波形(方波、正弦波、三角波等)的低频电为调制波,以不同的方式进行调制并编成不同的处方。使用时按不同病情选择处方,电极放置方法同直流电,每次治疗一般在 20~30 分钟。

• 超短波疗法。适用于神经根型(急性期)和脊髓型(脊髓水肿期)。用波长 7m 左右的超短波进行治疗。一般用中号电极板两块,分别置于颈后与患肢前臂伸侧,或颈后单极放置。急性期无热量,每日一次,每次 12~15 分钟,慢性期用微热量,每次 15 ~ 20 分钟。10 ~ 15 次为 1 个疗程。

• 超声波疗法。用于治疗神经根型颈椎病。频率 800kHz 或 1000kHz 的超声波治疗机,超声头与颈部皮肤密切接触,沿椎间隙与椎旁移动,强度用 0.8 ~ 1 W/cm^2,可用氢化可的松霜做接触剂,每日一次,每次 8 分钟,15 ~ 20 次 1 个疗程。用于治疗脊髓型颈椎病。超声频率同上,超声头沿颈两侧与两冈上窝移动,强度 0.8 ~ 1.5 W/cm^2,每次 8 ~ 12 分钟,其余同上。

• 超声电导靶向透皮给药治疗。用于治疗椎动脉型和交感神经型颈椎病。采用超声电导仪及超声电导凝胶贴片，透入药物选择 2% 利多卡因注射液。将贴片先固定在仪器的治疗发射头内，取配制好的利多卡因注射液 1mL 分别加入到两个耦合凝胶片上，再将贴片连同治疗发射头一起固定到患者颈前。治疗参数选择电导强度 6，超声强度 4，频率 3，治疗时间 30 分钟，每天 1 次，10 天为 1 个疗程。

● 高电位疗法。可用于各型颈椎病，其中以交感神经型颈椎病效果为佳。使用高电位治疗仪，患者坐于板状电极或治疗座椅上，脚踏绝缘垫，每次治疗 30～50 分钟。可同时用滚动电极在颈后领区或患区滚动 5～8 分钟，每日 1 次，12～15 天为 1 个疗程。

● 光疗及紫外线疗法。用于软组织型颈椎病，或配合颈椎牵引治疗（颈牵前先做红外线治疗）。隔日 1 次，3 次 1 个疗程，配合超短波治疗神经根型急性期。

● 红外线疗法：各种红外线仪器均可，颈后照射，20～30 分 / 次。

● 其他疗法。如磁疗、电兴奋疗法、音频电疗、干扰电疗、蜡疗、激光照射等治疗也是颈椎病物理治疗经常选用的方法，如选择得当，均能取得一定效果。

Q7 颈椎病的牵引治疗怎么做？

颈椎牵引是治疗颈椎病常用且有效的方法。颈椎牵引有助于解除颈部肌肉痉挛，使肌肉放松，缓解疼痛；松解软组织粘连，牵伸挛缩的关节囊和韧带；改善或恢复颈椎的正常生理弯曲；使椎间孔增大，拉大椎间隙，有利于椎间盘减压，减轻甚至解除神经根所受的刺激和压迫；限制颈椎活动，减少对受压脊髓和神经根的反复摩擦和不良刺激，有助于脊髓、神经根、关节囊、肌肉等组织的水肿和炎症消退；使扭曲于横突孔间的椎动脉得以伸直，纠正椎动脉扭曲，改善椎动脉的血供。调整小关节的微细异常改变，使关节嵌顿的滑膜或关节突关节的错位得到复位。

虽然颈椎牵引疗效确切，但是如果操作不当，有些不良后果时有发生。比如，出现颈部不适或感觉没有治疗效果，或出现头痛、眩晕、恶心欲吐等症状，严重者出现晕厥。还可能出现上肢麻木、疼痛加重等。颈椎牵引治疗时必须掌握牵引力的方向(角度)、重量和牵引时间三大要素，才能取得牵引的最佳治疗效果。

牵引方式：常用体位为坐位、仰卧位。仰卧位可使 C4～C7 椎间隙后部增宽更为明显，且颈部肌肉不用支持头部重量，得以舒适，角度亦易调节。坐位牵引位置不易稳定、角度变化亦小，但却有牵引无摩擦力的优点。如病情不重通常采用坐位牵引，但病情较重或不能坐位牵引时可用卧式牵引。可以采用连续牵引，也可用间歇牵引或两者相结合。

牵引角度：颈椎屈曲位时的牵引可以使椎间隙和椎间孔增大，颈后软组织伸展，适用于颈椎病椎间隙狭窄和椎间孔变形的患者。屈曲 15° 是保持颈椎生理曲度变直而不出现反弓的最大角度，故前屈以不超过 15° 为宜。后伸位牵引适用于颈椎生理曲度改变的患者，目的在于恢复生理曲度正常。中立位牵引可用于各种类型，但针对性较差。

牵引重量：牵引力量以达到颈椎椎间隙增大而不引起肌肉、关节损伤为目的。间歇牵引的重量可以其自身体重的 10%~20% 确定，持续牵引则应适当减轻。一般初始重量较轻，如从 6kg 开始，以后逐渐增加。

牵引时间：牵引时间以连续牵引 20 分钟，间歇牵引则 20~30 分钟为宜，时间过长易造成肌肉和韧带静力性损伤。每天 1 次,10~15 天为 1 个疗程。

注意事项:应充分考虑个体差异,年老体弱者宜牵引重量轻些,牵引时间短些,年轻力壮则可牵重些、时间长些。牵引过程要注意观察询问患者的反应, 如有不适或症状加重者应立即停止牵引,查找原因并调整、更改治疗方案。

牵引禁忌证:牵引后有明显不适或症状加重,经调整牵引参数后仍无改善者;脊髓受压明显、节段不稳严重者;年迈颈椎骨关节退行性变严重、椎管明显狭窄、韧带及关节囊钙化骨化严重者; 严重骨质疏松、椎动脉狭窄患者;颈椎病伴严重心脑血管疾病者。

Q8 颈椎病可以按摩吗?

很多人得知自己得了颈椎病后会问大夫,自己的病能不能按摩治疗。一般患者都从内心不愿手术,首先想到的是手法推拿按摩治疗。根据颈椎病的病理特点不同, 有些类型的颈椎病适合按摩,而有些类型就不适合按摩。

按摩是临床广泛应用的一种物理治疗方法,它通过各种手法,如按、摩、推、拿、揉、捏、颤、打等,施予患处,刺激局部的皮肤、肌肉、关节、神经、血管等组织,放松痉挛,增加局部血液循环,改善新陈代谢,促进组织修复,达到松解粘连和舒筋活血的目的。合理的手法按摩应该是力量适度,手法准确,患者可以耐受,按摩后有病情逐渐缓解的疗效。应当避免粗暴的按摩手法,同时要求进行按摩者也必须是具有丰富经验的医师。

颈型颈椎病多发生在长期低头工作的人群中,如会计人员、外科医生、电子游戏爱好者、学生、机修工人以及麻将类痴迷者等。由于颈部长期持久地处于在屈曲位,积累性损伤造成颈部肌肉疲劳性损害,肌肉组织收缩能力降低,出现颈部疼痛,肌肉痉挛和僵硬,屈曲及旋转活动受限,不胜劳累等症状。大多数这类患者的颈椎 MRI 没有明显的椎间盘突出,没有明显的椎管压迫,仅有颈椎间盘的退变,按摩中一般不会出现椎管突出物的压迫加重现象,所以此类患者做按摩是安全的。

交感型和椎动脉型颈椎病治疗前也要进行MRI 检查,如果没有明显的椎体后缘骨赘或韧带骨化、椎间盘突出等情况,手法按摩可以舒缓血管痉挛,改善交感神经血供,缓解交感神经丛的刺激,可以改善颈椎病的症状。其中必须排除颈椎不稳的情况,如果颈椎不稳定,推拿按摩无法改善病因,所以没有明显疗效。

对于脊髓型和神经根型颈椎病,影像上一般有明显压迫,进行推拿按摩时如果手法不注意,容易使压迫加重,不仅不能缓解症状,还有可能出现更严重的神经症状。严重时可引起四肢瘫痪,这种悲剧在颈椎病患者中时有发生。

尽管多数人经过推拿按摩治疗有效,但此疗法也有一定风险,如椎管压迫明显,包括椎间盘突出或后纵韧带骨化等情况下,如果按摩方向或力量不当,可以造成椎管压迫加重,引起症状恶化,严重的甚至会四肢瘫痪。所以如果进行按摩治疗,首先应进行影像学检查,排除明显椎管压迫,另外,在进行治疗时,要规范操作,注意手法和力量,不可使用暴力。所以颈椎病推拿按摩治疗虽然不能全部否定,但一定要明确不是任何颈椎病都适合按摩的,而且即使要按摩, 必须选择正规的信誉好的医疗机构,切莫贪图便宜到街边小店治疗, 以免产生不良后果,后悔莫及。

Q9　日常生活中哪些细节对颈椎有害？

　　人的坐姿与颈椎密切相关,正确坐姿有助于颈椎功能的正常发挥。端坐是人体的正确坐姿,即胸部略向前挺起,双目向前平视,这个体态是人体脊柱正常生理形态的体位,屈伸肌力对称,骨性结构平衡稳定(图2)。颈椎屈曲位是坐位工作及读书时最常采用的位置,过度或持久的屈曲使颈背肌肉在收缩的状态下又受到持续牵拉,极易发生疲劳。还会造成颈椎椎间盘的压力失去平衡,过度屈曲使椎间盘前侧压力升高,驱使髓核向后移动,压向薄弱的纤维环后部,久而久之,后侧纤维环发生疲劳性断裂,形成椎间盘膨出或突出。大量统计材料表明,某些工作量不大、强度不高,但处于坐位,尤其是低头工作者的颈椎病发病率很高, 包括家务劳动者、刺绣女工、办公室人员、打字员、抄写者、仪表流水线上的装配工等。除因长期低头造成颈后部肌肉韧带组织的劳损外,在屈颈状态下,椎间盘的内压也大大高于正常体位,甚至可超过1倍。此外,由于同样的原因, 某些头颈常向一个方向转动的职业,如手术室护士、交通警及教师等亦易引起颈部劳损。因此,读书时颈椎屈曲体位不宜持续过久,应间断休息,看书 60~90 分钟,休息 15 分钟,让颈部充分放松,以减缓颈椎疲劳。

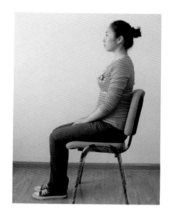

图 2　端坐姿态。

　　人体颈椎正位排列正直,侧位略向前凸起,这是人体颈椎的正常形态。在卧位休息时,也应基本保持这个生理形态,使颈部屈伸肌力平衡,不受牵拉,关节平顺,不发生扭曲,使颈椎得到真正的休息。不良的睡眠体位因其持续时间长及在大脑处于休息状态下不能及时调整,则必然造成椎旁肌肉、韧带及关节的平衡失调。张力大的一侧易因疲劳而造成程度不同的劳损,并由椎管外的平衡失调而波及椎管内组织,从而加速了颈椎的退变进程。所以在临床上常可发现有不少病例的初发症状是在起床后出现的。为此,合理的枕具应具有保持颈椎正常形态的作用。那么何种枕具具有这种作用呢? 首先我们观察一下人在仰卧位时颈床之间的空间曲线。在仰卧位,前凸颈椎的后侧是一个圆弧形曲线(图 3)。在侧卧位时,由于软组织(斜方肌)的填充,颈肩部和头颅侧面的曲线与颈椎侧面相贯,也构成一个近似的圆弧形曲线(图 4)。在这个圆弧形曲线之下的空间正适宜放置一个直径适当的圆枕,托扶颈椎,保持颈椎的正常形态,使肌肉放松,关节不受扭曲,达到真正休息的目的(图 5)。因此,圆枕应该是符合颈椎卧位要求的枕具。

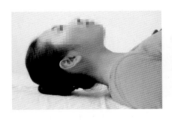 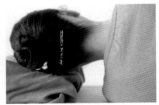

图 3　仰卧位颈后圆弧曲线。　图 4　侧卧位颈侧面圆弧曲线。

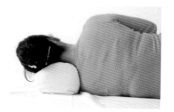

图 5　圆枕托扶颈椎的弧形曲线。

Q 10　颈椎病患者如何锻炼？

　　正常的体育锻炼有助于健康,但超过颈部耐量的活动或运动,如以头颈部为负重支撑点的人体倒立或翻筋斗等,均可加重颈椎的负荷,尤其在缺乏正确指导的情况下。此外,某些民间的头颈部练功法,例如以前流行的练功十八法等,对颈椎已有退变者不应提倡。否则,不仅可加重颈椎的退行性变,甚至可发生意外。尤其是脊髓已有受压症状者,应避免增加头颈部活动量及频率的锻炼活动,以延缓颈椎的退行性变化。

　　• 颈部晨起热身运动。晨起做颈椎的功能锻炼如同运动员参赛前做准备活动。一觉醒来,在仰卧位,颈后用圆枕托扶,做颈椎左右方向的旋转活动,旋转幅度由小到大,逐渐增加。每侧旋转幅度控制在 40°范围之内,力量适当,频率适度,不必求快,以免造成扭伤。每次活动时间 2~3 分钟。这是一种非负重下的功能锻炼,使颈部软组织(肌肉、韧带、关节囊)得到自然的伸展,以适应起床后的各种功能活动(图 6)。

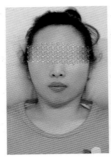 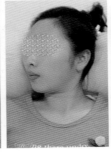 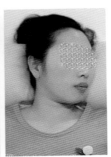

图 6　颈部旋转锻炼。

● 颈部屈伸运动。在椅子上端坐,腰后垫枕,背靠椅背,肩部肌肉放松,两手放在大腿上,先做屈曲运动,头颈向前慢慢屈曲,当下颏接近胸前时,将头徐徐抬起返回原位。然后做后伸运动,头颈向后慢慢伸展,伸展到 30°位再返回原位。如此反复活动,1 分钟后,做前屈后伸的连续活动,幅度由小到大,力量适当,频率适度,不宜过快。前屈时下颏一般可触胸前,后伸幅度控制在 40° 以内,每次运动时间 3~5 分钟(图 7)。

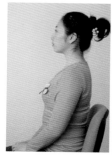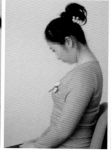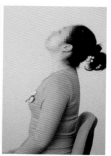

图 7　颈部屈伸运动。

● 颈部旋转运动。体位与屈伸运动相同,头部先向一侧徐徐旋转,旋至 30° 时回旋到原位,再向另一侧旋转,如此反复,各做 10~15 次后,做连续的旋转活动,幅度由小到大,力量适当,频率适度,不宜过快。旋转幅度控制在 90° 范围之内,每次运动时间 3~5 分钟(图 8)。

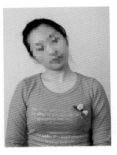
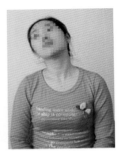
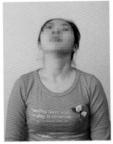
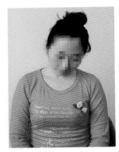

图 8　颈部旋转运动。

● 颈部侧屈运动。体位与屈伸运动相同,头部先向一侧徐徐侧屈,屈至 30°时返回原位,再向另一侧侧屈,如此反复,各做 10~15 次。然后做连续的侧屈活动,幅度由小到大,力量适当,频率适度,不宜过快。左、右两侧的侧屈幅度控制在 30°范围之内,每次运动时间 3~5 分钟(图 9)。

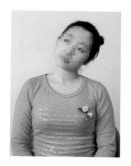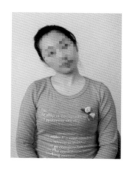

图 9　颈部侧屈运动。

• 颈部环形运动。颈部的环形运动是颈椎屈伸、侧屈、旋转运动的耦合运动,应在上述运动完成以后操练,也可以说上述运动是环形运动的准备活动。环形运动始于哪一侧都可以,初始幅度宜小不宜大,速度宜慢不宜快,环转数次不宜过多,否则容易发生体位性眩晕。有脑部疾病和高血压患者禁止做颈部环形运动。

• 耸肩运动。耸肩运动是缓解颈肩肌肉疲劳,放松颈肩关节的非负重操练,具有增加肩颈肌力,舒展关节韧带,改善头颈血液循环的积极作用。耸肩运动在坐、立和步行时均可操练,即将双肩向上提起,至颈部两侧滞留 1~2 秒钟后,突然放松,使双肩自然下落,然后重复操练,持续时间 3~5 分钟(图 10)。

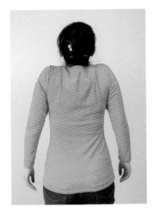 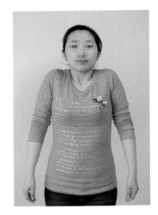

图 10 耸肩运动。

● 甩臂运动。甩臂运动能使颈肩部肌肉和上肢肌肉得到充分放松，具有加速颈肩上肢血液循环，促进新陈代谢，消除肌肉疲劳的作用。甩臂运动是双侧肩关节的大幅度运动，必须先做准备活动。①体位：甩臂运动在站立位操练，挺胸收腹，下肢横跨同肩宽，双目平视，两臂自然下垂；②准备活动：双臂在胸前做侧方钟摆式摆动，身体同时随着两臂的摆动而移动，摆动幅度由小到大，使肩关节和肩周肌肉逐渐得到伸展，为大幅度的甩臂运动做好准备。准备活动做 3~5 分钟（图 11）；③甩臂运动：启动姿势为双臂交叉置于胸前（图 12），然后分别向外摆动(图 13),双臂随外展摆动之势,变为向上挥臂过顶,停留在肩关节 0°位数秒(图 14)后,即刻在胸前用力甩臂落下(图 15),如此反复操练 3~5 分钟。

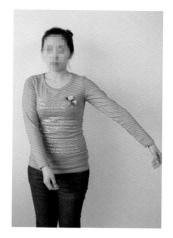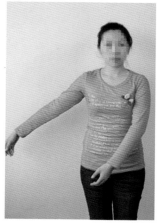

图 11　侧方摆臂。

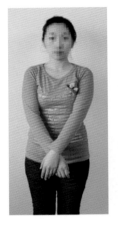

图 12　交臂于胸前。

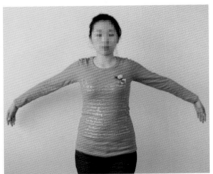

图 13　向外侧摆臂。

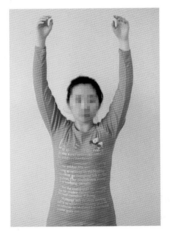

图 14　上举 0°位,停留数秒。

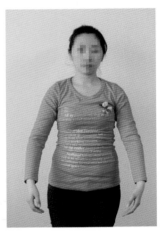

图 15　在胸前甩臂落下。

Q 11　颈椎病需要手术吗?

经常遇到这种患者,脊柱外科医生诊断颈椎病后,建议手术,患者就会十分害怕,并且说某某邻居就做坏了,某某亲戚就做瘫了,坚决拒绝手术。那么,颈椎病在什么情况下需要做手术呢?

其实,据报道大约 90%~95% 的颈椎病患者经过非手术治疗获得痊愈或缓解。这些方法包括中医、西医、中西医结合以及康复治疗等综合疗法,中医药治疗手段结合西药消炎镇痛、扩张血管、利尿脱水、营养神经等类药物等,都是经过实践证实有效的方法。

根据颈椎病不同类型,有不同的手术指征。专家对手术治疗建议如下:

• 颈型颈椎病。原则上无须手术,但如果经长期非手术疗法无效,严重地影响正常生活或工作,可考虑手术。

• 神经根型颈椎病。正规而系统的非手术治疗 3~6 个月无效,或非手术治疗虽然有效但反复发作而且症状严重,影响正常生活或工作者;由于神经根受到压迫刺激导致所支配的肌肉进行性萎缩者；有明显的神经根刺激症状，急性的剧烈疼痛、严重影响睡眠与正常生活者。

● 脊髓型颈椎病。原则上讲，脊髓型颈椎病一经确诊、又无手术禁忌证的话，应尽早行手术治疗。对于椎管较宽而症状较轻者，可以适当采取一些非手术治疗，并定期随诊，若治疗无效或症状加重，则应尽快行手术治疗。

● 椎动脉型颈椎病。颈源性眩晕有猝倒史，经非手术治疗无效者；经颈椎椎动脉造影或 MRI 椎动脉显影，证实了椎动脉型颈椎病的诊断，保守治疗效果不明显者。

● 交感型颈椎病。绝大多数保守治疗可以有良好的效果。仅仅在症状严重影响患者生活，经非手术治疗无效，经颈交感神经封闭或颈椎高位硬膜外封闭试验证实症状有明显减轻，且证实为节段性不稳定或椎间盘膨出者可考虑手术。但由于交感型颈椎病与神经官能症、更年期综合征等难以鉴别，某些患者甚至可能并发有精神心理因素而使症状夸大，因此，手术指征应从严掌握，手术治疗应当非常慎重。

● 其他型颈椎病。如因椎体前缘突出的骨赘向前方压迫与刺激食管引起吞咽困难，经非手术疗法无效者，可以手术将椎体前缘突出的骨赘切除，从而解除对食管的压迫。

Q 12 我怎么会得腰痛？

经常听到中老年患者来到骨科门诊，告诉医生"大夫，我今天早晨起床时发生了腰痛，也没有扭伤，不知道什么原因"，或者"大夫，我腰痛半年多了，不严重，也没有治疗过，想不到这几天突然加重了"。人们在生活和工作当中经常说腰疼，不管是中老年人还是年轻人经常因腰疼而叹气。感觉好像只要是人，就可能腰痛。当然尽管是腰痛，但其症状不尽相同。有的人偶尔腰痛，过几天就没事；有的人腰总是不舒服或轻微疼痛。腰椎病是否与人类相伴一生？大约80%的成年人在一生中的某个时间会发生腰痛。据估算，在美国由于腰痛的花费每年可高达9000亿美元。据美国FDA统计，慢性腰痛是除了感冒外的第二大门诊就诊原因。所以腰痛是一个非常普遍的病症。

根据现代医学研究证实，之所以腰痛这么普遍，根本原因和人类直立行走有关系。四足动物行走时,椎间盘承受身体重量的垂直压力相对较小,也就是行走时腰不太受累,所以腰椎病发生率较低,也不容易发生腰痛。而当人类直立行走时,椎间盘承受全部的身体重量,而且腰部在不断活动中。人们除了睡觉以外大部分时间站着活动,腰部垂直状态的时间越长椎间盘越受累,尤其下腰椎部分比上腰椎承受更大的负荷,所以更容易出问题。随着社会生活方式及生产方式的改变,坐办公室的人越来越多,发生腰痛的人也越来越多,而且有年轻化趋势。

俗话说"人老腰先老"。身体再好也抗不住年老,腰椎病也如此。人刚刚生下来的时候腰椎非常强壮,但随着年龄的增长,腰椎长期承受巨大的身体重量的负荷,晚年出现腰痛也并不奇怪。但有些人年纪大了,腰也不疼,这是为什么?

其实,虽然很多老年人出现腰腿痛,但并不是年纪大了一定会发生腰腿痛,这和每个人是否合理用腰及有效锻炼这两方面有关。不合理用腰会使腰部出现明显的劳损,比如长期工作姿势不良,如弯腰用一侧肩膀扛抬重物,或是习惯性姿势不良,使腰肌长时间处于牵拉状态,造成累积性劳损变形,或者久站久坐及下蹲姿势作业,改善这些不合理习惯有助于避免腰痛。另外,有效锻炼就是增加腰部肌肉的柔韧性及灵活性,增强腰背肌肉力量,可以增强腰椎稳定性,就可以有效避免或延缓腰椎间盘退变的发生,同时减轻椎间关节应力,做好了这两方面,腰痛就可能提前和我们说再见了(图16)。

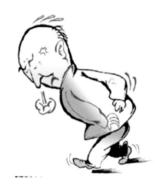

图 16

Q 13 什么是腰椎间盘突出症?

顾名思义,腰椎间盘突出症是腰椎间盘突出所致的病症。它是临床常见疾患之一,是引起腰腿痛最常见的原因。

一般来讲,人成年后,人的椎间盘开始老化。某些职业如办公室人员、售货员、职业汽车司机等需要久站久坐,另外如电焊工等需要长时间保持蹲坐姿势,这些职业的从业人员腰椎老化速度就更快。椎间盘内部的含水量减少，椎间盘结构变得更加松散，弹性降低，长此以往就会产生椎间盘突出。腰 4/5、腰 5/骶 1 椎间盘承担体重大，而且活动度大，所以这两节用得更"费"，故腰椎间盘突出也多发生在这两节(图 17)。

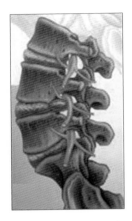

图 17　突出的腰椎间盘压迫神经根。

突出的椎间盘一般向后方或侧后方突出，压迫神经根，就会产生一些症状。最常见的就是腰痛，这种疼痛在卧床休息后减轻，在劳累后加重。除此之外，就是下肢疼痛或麻木，我们形容是串痛，有些人感觉是下肢后方大筋痛。这就是坐骨神经痛。有些人来就诊，问大夫这是坐骨神经痛还是腰椎间盘突出。其实这是一回事，腰椎间盘突出症是原因，坐骨神经痛是表现。由于腰椎间盘突出节段及程度不同，压迫神经也不同，有些疼痛沿臀部、大腿后侧放射至小腿前外侧、足背和趾；有些疼痛放射至小腿后外侧、足跟、足底和足外侧；有些疼痛放射至大腿前外侧、膝前部和小腿前内侧。

有些患者出现了腿或足的力量减退，甚至足下垂，就提示病情更加严重。

MRI 检查可以清晰地显示腰椎间盘突出的部位和程度(图 18)。

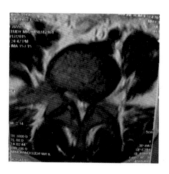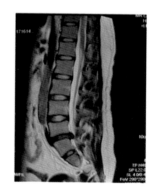

图 18　腰椎 MRI 轴位及矢状位像，显示腰椎间盘向后方突出。

Q 14 为什么走长路后下肢会麻木胀痛？

王阿姨今年 55 岁，身体一直挺健康，平时偶尔有腰痛。最近两个月以来腰痛又复发了，有些加重，而且行走一会儿就出现右侧小腿酸痛麻木，坐下或站住歇一会儿酸痛麻木就缓解了,这是怎么回事?

　　这种病有可能是腰椎管狭窄症。腰椎椎管是椎体和其后方骨结构之间形成的管道,其中有支配下肢的很多神经。不管什么原因,只要是这个管道狭窄就可能压迫神经,所以王阿姨的腿部出现了疼痛和麻木感。

　　人在站立的时候,椎管后方的韧带松弛后稍微往前方移动,椎管变得更狭窄神经受到压迫,于是腰腿痛症状出现。反之,人在坐着或弯腰的时候,椎管后方的韧带紧张,腰椎管稍微增宽,神经受压得到缓解,于是腰腿痛缓解。因此,对腰椎管狭窄症患者来说,站着或行走困难,但坐着休息后缓解。椎管狭窄症患者在站着或者走路时间长的时候,一侧或两侧腿明显胀痛,所以不得不走一会儿歇一会儿,医学上称之为间歇性跛行。一开始大约走 30 分钟就感觉疼痛,但逐渐时间间隔越来越短,20 分钟、10 分钟甚至 5 分钟就腿痛得受不了。这就是腰椎管狭窄症的典型症状。

　　椎管作为神经通道,很多原因都可能导致神经根通道狭窄。这些原因大体可分为先天性和后天性两个方面。

　　有先天性椎管狭窄的人,这种人年轻的时候由于椎间盘柔软而有弹性，骨质状态也好，所以没有特别的症状，但到了 30 多岁或 40 岁左右的时候开始出现椎管狭窄症状，便到医院就诊。有些人甚至更早，在 20 多岁便开始出现症状。先天性椎管狭窄的人，即使有轻微的椎间盘突出或者椎管周围的韧带和关节肥大，都可能压迫神经，所以大部分比后天性椎管狭窄患者年龄轻。这种椎管狭窄我们称之为先天性椎管狭窄症。

　　后天性原因比较复杂，其中主要原因还是与老化有关。随着椎间盘内的髓核老化脱水，逐渐变硬，而包绕其周围的纤维环向椎体周围膨大，同时椎管周围的关节和韧带也逐渐增厚肥大。随着年龄的增加，椎管的前方有间盘向后突出压迫，而其后方有老化肥大的关节和韧带向前方压迫，同时椎体本身也有骨赘增生压迫神经。椎间盘、小关节、韧带、椎体等椎管周围的结构都向椎管内压迫，椎管狭窄不可避免。另外，椎体滑脱或脊柱不稳定的情况下，也可以出现椎管狭窄症。椎体滑脱的时候椎管内神经必然受压；脊柱不稳的时候椎管周围的关节、韧带和椎体本身代偿性的增生肥大，脊柱越不稳，增生肥大越严重，自然椎管狭窄更明显。

Q 15 日常生活中哪些细节对腰椎有害?

中老年腰腿痛患者到医院一般会摄片检查,不论是 X 线片、CT 或 MRI,报告会说腰椎退变。退变说得通俗一点儿就是老化。有些年轻时没有腰痛的人,随着年龄的增长开始腰痛,很大一部分因素是老化。腰椎的负荷增加,引起腰椎的老化。老化谁也不能躲开,但并不是没有办法减轻因老化增加的脊柱的负担。

既然腰腿痛大部分是增加腰椎负荷引起的,所以我们在生活中要尽量避免增加腰椎负荷,改掉增加腰椎负荷的不良习惯。不良姿势是一个对脊柱有害的重要因素。很多人在日常生活当中,对不良姿势没有引起足够的重视。短时间的不良姿势不会马上引起腰椎疾病,这些不正确姿势开始对腰椎只引起轻微的影响,久而久之就会加重腰肌劳损,进而会危害椎间盘,从而引起腰腿痛。

不同的姿势下,腰部的受力情况也不同。在椅子上坐着的时候腰椎的负担明显增加。在同样姿势的情况下,上身向前弯曲时对腰的负担明显增加,在弯腰抬东西时对腰的负担最重，是最坏的姿势。

在伏案工作或操作电脑时，应该尽量保持上半身直立的姿势，避免上身向前弯腰，尽量把椅子向书桌前面靠。在腰部直立的基础上，并将腰背部尽量向后靠在椅背板上。桌子椅子要高矮合适，椅子理想的高度应该是完全靠椅背坐的时候两腿自然下垂，两脚正好自然踏地，这时臀部应该比膝盖稍微高一点儿。使用靠背垫的时候应垫在腰和臀部后方。椅子的靠背板应该垂直或向后倾斜10°~20° 比较舒适，坐在高凳子上的时候，应该在双脚底下垫脚凳。对腰椎不增加负担的好椅子坐上去感觉舒适。椅子坐板和靠背垫很重要，尤其要认真观察坐板能否均匀地分散臀部受的重力，也就是坐在椅子上的时候臀部感到舒适。椅子板的长度应该是腰背部贴在靠背上倚坐的时候，膝后侧刚要与椅子板前缘接触的程度。太短的话不宜分散身体的重量，太长的话腰背部很难贴近靠背。椅子坐板的前缘部分过于成角的话影响下肢的血液循环，所以尽量呈弧形。扶手和靠背倚对减轻腰椎的负担非常重要。扶手应该根据每个人的上肢长度可以调整，靠背应可以向后倾斜10° 左右。

睡觉的姿势也很重要，完全仰卧的时候腰椎管相对狭窄，所以可诱发腰痛。完全仰卧时膝下垫一个软垫，可恢复腰椎的生理曲线且椎管也相对扩大，感觉更舒适。侧卧位也是一个很好的姿势，这时膝关节屈曲并在两腿之间夹一个薄的软垫。俯卧位（趴着）的时候腰椎生理曲线消失，对腰椎产生较大的负担，因此应该避免趴着看书或睡觉。床垫太软的话，增加腰椎的生理曲线，增加腰椎的负担，应该选择硬一点的床垫。

另外，对腰椎负担最重的姿势就是弯腰抬重物。弯腰抬重物时对腰椎的负担可增加 2~3 倍以上，若东西比较重并且弯腰抬着重物向前走几步，则会对腰椎产生极大的伤害。为了不损害腰椎，抬重物时不要弯腰，而应屈膝下蹲缓慢抬物，抬物行走时腰部要挺直。即抬物时屈曲髋膝关节抓住重物，双臂紧贴前身逐渐站立，一侧膝部跪在地上，另一侧髋膝屈曲后紧握重物逐渐站立，不要弯腰低头双腿伸直位抬重物，尽量不要把重物抬高到腰椎水平以上，也不要双手伸直位抬重物。

长时间开车对腰椎是致命的打击。即使是正确的坐姿，长时间坐着的话也会对腰椎产生负荷。最好每开 1 个小时车休息 10 分钟，停车并下车后进行简单的腰部活动。开车时的姿势与坐椅子的姿势基本相似。驾车座位的靠背向后倾斜至约 110°，臀部尽量靠后坐，后背完全倚在靠背上。上身向前弯或后背离开靠背，则对腰椎产生负荷。驾车座位和方向盘的间隔距离不要太大，避免间隔距离太大后两臂和两腿完全伸直开车。

Q 16 腰腿痛有哪些理疗方法？

根据大规模流行病学研究发现，大部分腰腿痛患者可通过理疗等保守疗法获得不同程度的缓解，甚至有些患者效果满意。哪些人可以进行理疗治疗呢？

首先，是腰部肌肉引起的单纯腰痛患者。腰痛不一定都有脊柱结构问题，腰痛的患者中，有 80%~90% 的人脊柱和椎间盘没有大的问题，只是腰部肌肉有点儿疲劳或劳损。这种患者通过热敷和理疗就能完全缓解。另外，腰痛时间不长的患者也可以进行非手术治疗，腰痛治疗时间越长的患者越难治。刚开始腰痛的时候，接受正规治疗很容易缓解和消除疼痛，同时复发的可能性也小。但是腰痛反复发作的患者,由于各种治疗方法相互交错,导致后期任何一种保守治疗方法都不会产生明显的效果。再有,就是疼痛还没有放射到腿部的患者。椎间盘突出严重的时候压迫神经就引起腿痛,这种已伴有腿痛的患者通过保守治疗一般很难消除症状。反之,即使椎间盘突出,但还没有压迫神经的时候保守疗法效果明显。

理疗种类很多,如热敷、超声波、低频波及牵引等。初次发生腰痛的时候采用理疗方法效果特别好,但是慢性腰痛患者只有耐心地做很长时间理疗才有效果。经过 2~3 个月的理疗仍没有效果,则应该采取其他方法。

● 冷敷。突然腰痛的时候进行冷敷,效果特别满意。用冰块和冷水冷却毛巾后按摩疼痛部位,则局部皮温下降,降低新陈代谢,从而减轻炎症和水肿;同时提高感觉神经的痛阈,消除损伤部位的疼痛,收缩血管,减少损伤组织内部的出血。冷敷应该在腰扭伤后头 1~2 天之内进行,每次不超过 20 分钟。在冷敷过程中皮肤若呈白色或蓝色,则有冻伤的可能,应该停止冷敷。在家中容易做的冷敷方法是将毛巾在冷水中浸泡并拧干后立即敷在疼痛的部位,也可以在纸杯内接冷水后按摩局部。

● 热敷。腰痛的时候局部肌肉紧张,血液循环差,这时给予热敷会松弛紧张的肌肉,改善局部血液循环,减轻疼痛。毛巾在热水中浸泡并拧干后热敷,或者采用理疗用热板。热板在医疗器械商店可以买到,因为使用方便,在家庭和医院中经常使用。

热敷能将热度传达到皮下 1cm 以内, 每次热敷的时间应该在 30 分钟至 1 小时左右, 但注意不要引起烫伤,避免热敷状态下睡觉或长时间热敷。

● 超声波理疗。超声波理疗与热敷有同样的原理,即通过热传导松弛肌肉。热敷一般只能将热传导至皮下 1cm 深度,而超声波可在皮下 5cm 深度发热。所以超声波可在热敷达不到的深部缓解肌肉、韧带及小关节周围的炎症和疼痛。

● 激光治疗。目前,激光在医疗领域已占有不可忽视的重要位置,但是激光的种类比我们想象的还要多,使用时应该慎重。理疗用的激光是容易穿透身体组织的氦氖激光(He-Ne Laser),能像超声波一样对身体的深部组织起作用,激光有消除炎症和缓解疼痛的作用。在疼痛部位照射激光能松弛肌肉紧张和镇痛神经。

● 低频波理疗。低频波是指具有 1000~10 000Hz 的低频电流, 理疗使用的低频波是具有 1000~

3000Hz 的低频电流，1000Hz左右的低频电流相当于用手轻轻按摩程度的刺激。

低频波电流是通过一定的频率对皮肤进行刺激，达到缓解肌肉紧张和松弛的作用。另外，低频波通过刺激传导疼痛的肌肉纤维而抑制疼痛传导，所以广泛应用于疼痛治疗。有些人认为理疗时刺激强度大就好，于是不管超声波还是低频波，刚开始就用最大强度刺激，且长时间理疗，这种高强度和长时间理疗对韧带、肌肉及神经反而起到加重损伤的作用。

● 牵引治疗。牵引对缓解间盘突出引起的疼痛有一定的效果，因为牵引可以增加间盘突出水平的椎管宽度。一般椎间盘不能承受身体的重量向后突出的同时，椎体与椎体之间的间隙也会出现狭窄，在这种情况下，增加椎间隙的宽度，椎间盘就有所回缩，减轻对神经的压迫。牵引治疗在腰椎间盘突出和颈椎间盘突出早期有良好的效果，但是椎间盘突出较大时牵引会加重神经的压迫，因此应该慎重。牵引方法有很多种，有用仪器直接牵引骨盆的方法，也有空中悬吊方法。最近有牵引椎体的特殊仪器，这种方法每天牵引 30 分钟就足够。牵引之前最好不要吃饭，但是不管采用何种方法牵引，牵引时疼痛剧烈就应立即停止，不要强忍。

Q 17　腰腿痛有哪些中医疗法？

　　针灸和拔罐是中医方法中不可缺少的治疗方法。针灸和拔罐尽管是两种不同的治疗方法,但是都是通过刺激达到治疗的目的。腰痛的原因大体可以分为腰椎周围肌肉损伤和突出的间盘压迫神经所致。不是因为脊柱本身的原因,而是因为肌肉损伤后痉挛或粘连等原因导致的腰痛时,通过对肌肉的刺激可缓解疼痛。因为肌肉损伤引起的腰痛患者占全部腰痛患者的90％,所以很多患者通过针灸和拔罐取得一定的疗效,但是也有很多情况,不单纯是肌肉问题而是椎间盘突出引起脊柱结构异常时,通过针灸和拔罐起不到治疗作用。腰椎间盘突出很严重的情况下仍进行针灸和拔罐,则只能加重病情,并错过手术的最佳时机。腰痛早期可试用针灸和拔罐方法,但是在诊断还不清楚的情况下不能盲目进行针灸和拔罐。

　　推拿按摩是腰腿痛治疗的重要手段之一,是根据腰椎骨关节的解剖及生物力学的原理为治疗基础,针对其病理改变,对脊椎及脊椎小关节进行推动、牵拉、旋转等手法进行被动活动治疗，以调整脊椎的解剖及生物力学关系，同时对脊椎相关肌肉、软组织进行松解、理顺，达到改善关节功能、缓解痉挛、减轻疼痛的目的。

应特别强调的是，腰腿痛的手法治疗必须由训练有素的专业医务人员进行。推拿按摩治疗宜根据个体情况适当控制力度，尽量柔和，切忌暴力。难以除外椎管内肿瘤等病变者、椎管发育性狭窄者、有脊髓受压症状者、椎体及附件有骨性破坏者、腰椎畸形者、有急性炎症者、有明显神经官能症者，以及诊断不明的情况下，慎用或禁止使用任何推拿和正骨手法。另外，推拿需要一定的外力作用下进行，所以骨质疏松和骨质退变及椎间盘突出严重的患者应该禁止采用推拿。当推拿矫正后，若进行剧烈运动或采取不正确姿势，则很容易复发，应引起注意。

Q 18　腰腿痛可以锻炼吗？

现在，由于生活方式及工作方式的变化，人们的生活节奏加快，锻炼的时间相对减少。有些人因为学习或者工作,长时间坐在书桌或电脑前,腰椎承担的负担越重,时间越长,就越容易老化。因此腰腿痛的人越来越多,有的甚至需要进行手术治疗。有没有什么方法可以预防这类疾患,或者延缓发病?答案就是锻炼。通过选择合理的锻炼方式完全可以预防腰痛,也可以治疗慢性腰痛。但进行锻炼应该遵循一定规律,采用正确的方法进行。有的人经常锻炼,还是会受到腰腿痛的折磨。正确的锻炼应该既不增加腰椎负担,又能达到锻炼的目的。有些人为了尽快缓解腰痛,盲目增加锻炼时间和锻炼强度,反而会加重症状。

　　腰背部肌肉是维持腰椎稳定性的重要结构之一,腰椎周围的肌肉力量增强,就可以减轻腰椎的负担。协助支撑腰椎的腹部和背部肌肉力量弱,则腰椎支撑不住身体的重量,容易发生腰椎不稳定,出现慢性损伤,逐渐产生腰痛。只有通过适当的锻炼增强腰椎的肌肉力量,增加腰椎的柔软性,减轻腰椎的负担,才能延缓腰椎的老化,并能预防急慢性腰部损伤和腰痛的发生。

　　腰背肌锻炼的方法容易学会,简便易行,每天都可自我完成。主要有"小燕飞"和"五点法"。

　　• 小燕飞。俯卧床上,去枕,双手背后,用力挺胸抬头,使头胸离开床面,同时膝关节伸直,两大腿用力向后也离开床面,持续3～5秒,然后肌肉放松休息3～5秒为一个周期,这种方法俗称"燕飞"或"小燕飞"。

对于腰肌力量较弱或者肥胖的人士来说,上述方法比较费力,可以采用"五点支撑"的方法锻炼。

● 五点支撑法。仰卧在床上,去枕屈膝,双肘部及背部顶住床,腹部及臀部向上抬起,依靠头部或双肩、双肘部和双脚这几个部位支撑起整个身体的重量,持续3～5秒,然后腰部肌肉放松,放下臀部,休息3～5秒为一个周期。

注意:大家可以根据自己的实际情况,选择适合自己的方法进行锻炼。腰背肌锻炼的次数和强度要因人而异,每天可练十余次至百余次,分3～5组完成。应当循序渐进,每天可逐渐增加锻炼量。如锻炼后次日感到腰部酸痛、不适、发僵等,应适当地减少锻炼的强度和频度,或停止锻炼,以免加重症状。锻炼时也不要突然用力过猛,以防因锻炼腰肌而扭了腰(图19)。

运动方面,首选游泳。因为游泳是最有利于腰椎安全而且有效的运动。水中运动的时候腰椎不会受到轴向负荷,但可以锻炼腰肌力量,增加腰部肌

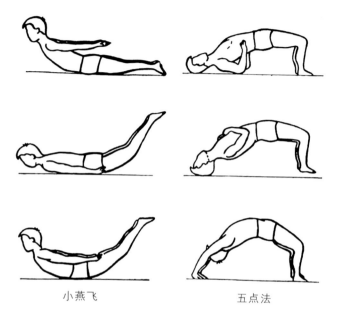

小燕飞   五点法

图 19 腰背肌的锻炼方法。

肉柔韧度及灵活性。另外快走和慢跑都是对腰椎非常好的运动，因为腰椎直立，在脊柱生理屈度下腰部肌群均能得到锻炼。

但应注意，腰痛急性期不应进行腰背肌锻炼，在腰部已经有腰部酸痛、发僵、不适等症状时，应当停止或减少腰背肌锻炼，否则可能使原有症状加重。腰痛减轻后能进行日常生活的时候，应该开始锻炼。另外，锻炼应该循序渐进，量力而行。刚开始锻炼的时候千万不要过量，应先做轻微的锻炼，感觉一下。若可以适应，就逐渐增加强度和时间。假如增加锻炼强度后出现腰痛，则应立即停止锻炼，改日降低锻炼强度，重新开始。所有锻炼都应缓慢进行，突然用力或需要爆发力的锻炼对腰椎不利，应进行一般强度的锻炼。锻炼贵在坚持，每周应锻炼 3 次以上，每次锻炼要保持 20 分钟以上才能起到锻炼腰背部肌肉的作用。锻炼时间太短或频率太低没有效果，同时锻炼时间和强度要根据自身情况来安排。如果仅增加单次锻炼时间，减少锻炼次数，不仅起不到锻炼效果，还会增加腰部疲劳感。

Q 19　腰椎间盘突出症需要手术吗？

有些人得了腰椎间盘突出，比较害怕，不敢来医院，害怕一来医院就会让他做手术。其实这种担心大可不必。

腰椎间盘突出患者，大部分还不是很急，首次就诊一般要求他们先进行休息，或药物及理疗等，保守治疗 2~3 个月，因为有些患者经过保守治疗，症状会有明显缓解甚至症状消失。所以一般医生会给患者一个非手术治疗的机会。即使诊断腰椎间盘突出后疼痛和麻木放射至脚脖子或者间盘突出很大引起剧烈疼痛时也不需要紧急手术。而有的情况下，手术是唯一的解决办法。由于各种原因躲避或推迟手术，则可能使病情快速恶化，产生神经麻痹，甚至重要神经完全坏死。因此，错过最佳手术时机后再做手术的话，轻微麻痹的神经还有可能恢复，但坏死的神经功能则永远不能恢复。

一般来讲，出现了以下情况，患者应该积极配合医生考虑接受手术。

●脚脖子和脚趾头出现症状时。因不能承受身体的重量而突出的椎间盘，大部分是腰 4~5 椎间盘，通过该处的神经延伸到腿和脚趾，所以突出的椎间盘压迫该处的神经后，不仅腰痛，疼痛还放射到腿和脚趾。

当疼痛放射到腿部，但症状轻时可采用保守疗法；当疼痛放射到脚脖子和脚趾头，而且出现麻木症状时应该进行手术。当神经压迫进一步加重导致腿部感觉迟钝和因无力行走困难时尽快手术才是明智的选择。

● 间盘突出特别大，剧烈疼痛难以忍受时。即使身体很强壮的人，当腰椎受到强大冲击力时，不仅肌肉和韧带受到损伤，包裹髓核的纤维环也产生撕裂。当突然抬重物或高处坠落伤时，也可以导致椎间盘破裂。

● 慢性椎间盘突出患者疼痛和麻木症状突然加重而卧床不起或大小便困难时。最初诊断椎间盘突出后若不及时治疗，则变成慢性椎间盘突出。慢性椎间盘突出患者平时疼痛还能忍，但劳累或轻度腰扭伤时疼痛加重，而且反复发作，直至某一天间盘突出突然加重，出现剧烈腰痛和下肢麻木不能动。这种患者不仅腰痛，而且还有剧烈腿痛和脚脖子麻木，同时还可能出现臀部和肛门周围麻木影响大小便。这种情况很有可能是椎间盘突出，突然产生了神经压迫。当然，椎间盘突出不一定都会出现大小便困难，椎间盘向侧方突出时只能压迫支配下肢的神经，但当椎间盘向后侧中央突出时压迫马尾神经，也就是压迫支配大小便和性功能的神经，就会引起大小便困难和性功能障碍。大小便困难说明病情非常紧急，因为大便、小便及性功能可以说是同一个神经支配，所以大小便困难也就意味着性功能受到障碍。在这种情况下应该尽快手术，一般在一天之内手术甚至急诊手术,则这些神经的功能恢复的可能性较大,若错过手术时机,则有可能永远不能恢复。但是很多人在这种情况下不去医院,而去尝试其他方法而耽误了治疗时间。当耽误一两天后不得不去医院时,已错过了最佳手术时机,即使手术也不可能或不能完全恢复。

Q20 椎间盘突出症有哪些手术方法?

脊柱外科因为涉及神经或脊髓,手术操作相对风险较高,所以脊柱疾患的治疗是阶梯治疗,即从小手术到大手术逐渐升级,小手术能解决就不采用大手术,小手术效果不理想,可以逐渐升级为大手术。

21 世纪临床医学的大趋势是"内科外科化,外科微创化",作为高风险的脊柱外科,也逐渐出现了多种微创技术,这些微创"小手术",往往解决腰椎"大问题"(图 20)。

1.低温等离子体髓核成形术

工作原理是在较低温度下形成等离子薄层,大

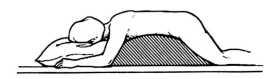

图 20　腰椎微创术中患者体位。

量 Na^+ 吸引于汽化棒头周围,这些等离子颗粒在汽化棒头提供的能量作用下产生运动,当其获得足够的能量时将组织细胞间的分子链(肽链)撞击并断裂而形成元素分子和低分子气体(O_2、H_2、CO_2 等),一般在 50℃左右即可形成高效精确的融切效果,避免了对深部组织的热损伤,且不产生固体颗粒残留。另外,还可利用加温技术(约 70℃),使髓核内的纤维汽化、收缩和固化,使椎间盘总体积缩小、椎间盘内压力降低,从而达到治疗目的。

此类手术工作温度低(一般不超过 54℃),热穿透仅 1mm,无周围组织损伤。刀头可任意到达治疗部位(图 21 和图 22)。同时具备融切、成形、清理、紧缩及止血等多种功能。手术全程为汽化消融,无固体颗粒残留。损伤极小(外套针粗细相当于 18号注射针头),操作简单,耗时少,疗效佳,恢复快,并发症少。

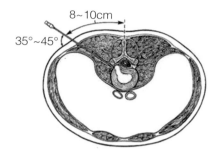

图 21　低温等离子体髓核成形术穿刺示意图。

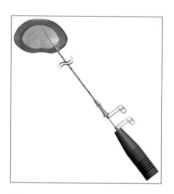

图 22　低温等离子体髓核成形术手术器械。

此类微创适合腿痛大于腰痛的患者，若 MRI 检查结果为椎间盘的髓核破裂，或者椎间隙明显狭窄或椎管狭窄，这种方法就不能使用。

2.微创导管治疗

　　微创导管治疗是一种经皮的微创治疗方式。微创导管神经根松解术在患者俯卧位局麻下,采用辅助 X 线透视定位,利用一个细小的管子,从骶部穿刺进入椎管,准确靶向松解受压的神经根,并通过局部药物冲洗,充分去除炎症因子,使症状得到恢复(图 23 和图 24)。与传统开放手术相比,它是真正的微创治疗。组织损伤少,风险小,达到真正微创;术后恢复快,通常第二天就可以下地行走;切口0.5cm,术后瘢痕少,符合美观要求;此手术在 X 线透视下操作,靶向定位更精确、治疗效果确切。此外,微创导管治疗无须内固定,避免了开放手术带来的后期腰椎不稳,且住院费用低。

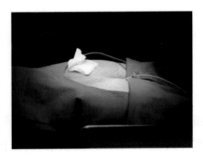

图 23　微创导管松解手术体位及穿刺点。

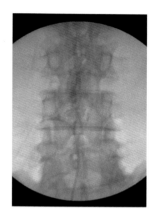

图 24　微创导管松解透视所见。

3.椎间孔镜下椎间盘切除术

如果以上手术还是不能奏效，那患者可以进行椎间孔镜下椎间盘切除术治疗。

微椎间孔镜手术是一种经皮的微创治疗方式，也是未来脊柱外科的发展方向。在有些西方国家，这种手术已经是常规日间手术，就是在医院里住 1 天就可以出院。目前，在我国大城市的某些医院也可以做到 1 天出院。

在局麻下，患者俯卧在手术床上，采用辅助 X 线透视定位。经过 0.7cm 的皮肤切口，在内镜下，医生通过电视屏显示手术操作过程，靶向充分松解神经根周围的结构,去除压迫,如椎间盘、增生的黄韧带或者小关节的骨赘等,使症状得到缓解(图25)。由于上述结构均可在椎间孔镜下完成,故适应证广泛,除了腰椎间盘突出症外,腰椎管狭窄症等退变性疾病引起的腰腿痛也适合做此类手术。

此类手术的优势在于穿刺定位是在X线透视下操作,靶向定位更精确、治疗效果确切。另外,手术全程在局麻下完成,医患可以进行交流,如有下肢疼痛或麻木,可及时告知医生,避免进一步损伤神经。更重要的是,手术对周围肌肉钝性分离,对脊柱肌肉损伤小,术后恢复快。此手术无须内固定,不仅避免了开放手术带来的后期腰椎不稳,且住院费用大大降低。椎间孔镜手术由于它的微创特点,手术第二天就可以下地活动,给患者康复带

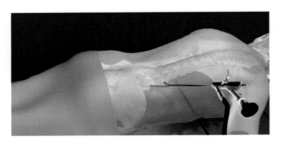

图25　椎间孔镜示意图。

来极大信心。因此，此类手术深受广大患者欢迎。

4.显微镜下微创椎间盘切除术

还有另一种腰椎微创手术，就是显微镜下椎间盘切除术，是另外一种非常有效的椎间盘切除术，它的出现早于椎间孔镜技术（图26）。

为了准确切除突出的椎间盘，必须看清椎间盘周围情况（图27）。在显微镜下手术方法出现之前，必须切开很大的皮肤切口才能看清突出的椎间盘，其皮肤切口最小也有5~6cm。另外，为了看清椎间盘，必须切除很多椎管后侧的骨结构。因为皮肤切口较大，加上椎管后方骨质结构切除也较多，所以恢复较慢。但是自从发明显微镜下手术切除椎间盘

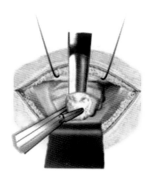

图26 显微镜下微创椎间盘切除术示意图。

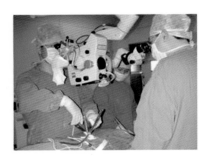

图27　医生行显微镜下微创椎间盘切除术。

突出方法之后,避免了上述缺陷。因为在显微镜下放大了手术视野,所以切开皮肤2~3cm也完全跟大切口一样安全准确(图28)。

　　这种手术同椎间孔镜手术一样,适合各种类型的椎间盘突出症。但发育性椎管狭窄和多节段退行性变的患者不是良好的适应证,因为神经压迫是连

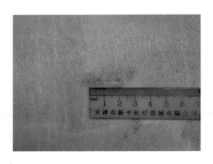

图28　显微镜下微创椎间盘切除术切口。

续性的，小切口范围难以达到椎管长范围的减压。
Ⅱ°及以上的腰椎滑脱通常需要广泛的减压和节
段融合，因此不适合该手术。同一病变节段既往有
手术史的患者，由于小的切口内难以松解粘连和易
损伤硬膜等结构，应列为相对禁忌证。

　　显微镜下手术方法的最大优点是通过显微镜
准确而清楚地看见椎间盘周围情况，所以手术安全
而准确、彻底。另外由于显微镜下手术皮肤切口小，
肌肉组织和血管损伤的危险也小，加上对后侧椎管
骨质切除少，所以恢复较快。在硬膜外麻醉下（下半
身麻醉）进行手术，术后3~4天即可出院。

5.腰椎间盘切除减压固定融合术

　　李女士今年55岁了，近来也是腰痛加腿痛，听
说邻居老王做了微创手术，效果十分不错，她也想
来医院做这种手术。谁知李女士进行检查后，医生
告诉她不能进行微创手术，要开刀，还要打钉子。李
女士想不明白这是怎么回事，同样是腰腿痛，有人
就可以做微创手术，为什么有的就不行呢？

　　那是因为虽然症状一样，但内部的病理类型不
一样。如果患者不仅有腰椎间盘突出，并且合并有
腰椎滑脱，或者严重的骨性椎管狭窄，这个时候，前

面讲的腰椎微创手术就不行了。我们必须采用一种更彻底的手术——腰椎间盘切除减压固定融合术。这种手术采用全身麻醉，除了切除椎间盘以外，还可以针对腰椎滑脱进行复位，去除增生严重的骨性结构，达到彻底减压的目的，手术效果更加彻底。对于腰椎滑脱来说，手术进行复位，必须进行固定融合，才能让滑脱的椎体在正确的位置上保持稳定，避免腰椎不稳甚至再次滑脱。所以，只有融合才能维持长期疗效。对于严重的骨性椎管狭窄来讲，术中需要切除压迫的诸多骨性结构，这样一来，就会不得不破坏脊柱的稳定性，这种情况下进行融合手术也能防止术后的失稳发生。